中国药师协会患者教育委员会组织编写

抗凝治疗
患者用药手账

主　审　张耀华（中国药师协会）

　　　　李大魁（中国药师协会,北京协和医院）

总主编　朱　珠（北京协和医院）

　　　　张晓乐（北京大学第三医院）

主　编　卜书红（上海交通大学医学院附属新华医院）

插　图　夏宇轩（浙江省人民医院）

　　　　王　琳（青岛大学附属医院）

人民卫生出版社

图书在版编目（CIP）数据

患者用药手账.抗凝治疗 / 卜书红主编.—北京：
人民卫生出版社，2020
ISBN 978-7-117-30100-8

Ⅰ.①患… Ⅱ.①卜… Ⅲ.①抗凝疗法 - 用药法
Ⅳ.①R452②R457

中国版本图书馆 CIP 数据核字（2020）第 102137 号

人卫智网	www.ipmph.com	医学教育、学术、考试、健康，购书智慧智能综合服务平台
人卫官网	www.pmph.com	人卫官方资讯发布平台

患者用药手账—抗凝治疗

主　　编：卜书红
出版发行：人民卫生出版社（中继线 010-59780011）
地　　址：北京市朝阳区潘家园南里 19 号
邮　　编：100021
E - mail：pmph @ pmph.com
购书热线：010-59787592　010-59787584　010-65264830
印　　刷：北京顶佳世纪印刷有限公司
经　　销：新华书店
开　　本：710 × 1000　1/16　印张：4
字　　数：81 千字
版　　次：2020 年 7 月第 1 版　2020 年 7 月第 1 版第 1 次印刷
标准书号：ISBN 978-7-117-30100-8
定　　价：26.00 元
打击盗版举报电话：010-59787491　E-mail：WQ @ pmph.com
质量问题联系电话：010-59787234　E-mail：zhiliang @ pmph.com

填写意义与填写指导

填写意义：

- 贯彻落实《中国防治慢性病中长期规划（2017—2025 年）》和《"健康中国 2030" 规划纲要》文件精神，促进慢性病患者安全合理用药，提高慢性病患者规范管理率，减少用药风险与隐患。
- 为了保障医疗安全和用药安全，患者需要清楚了解所服用药品的名称、规格、用法用量，关注药物治疗期间的各种反应及医疗相关指标的变化。
- 遵从医嘱，按时按量用药，对于患者至关重要。清晰的患者用药目录、用法用量以及用药后反应记录，能够帮助医师了解患者的治疗进度和病情变化，也便于药师为患者梳理用药情况，讲解用药注意事项。

填写指导：

- 本手账应由您（患者本人）或您的家属填写；当您不清楚如何填写时，请咨询医师或药师。
- 用药前，请您认真阅读医师或药师给予的用药指导或特殊提示，并整理记录于本手账中。
- 建议您将处方粘贴于本手账后的"贴处方处"，以备查。
- 在用药过程中，请您随时记录用药后的各种反应及用药相关问题，以便下次就诊时向医师或药师咨询。
- 请您妥善保管本手账，并在就诊、咨询或购药时携带和出示。

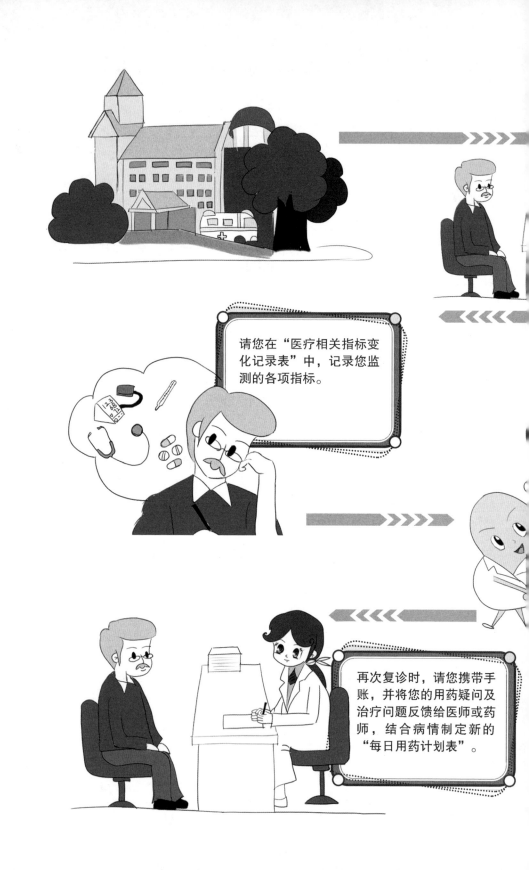

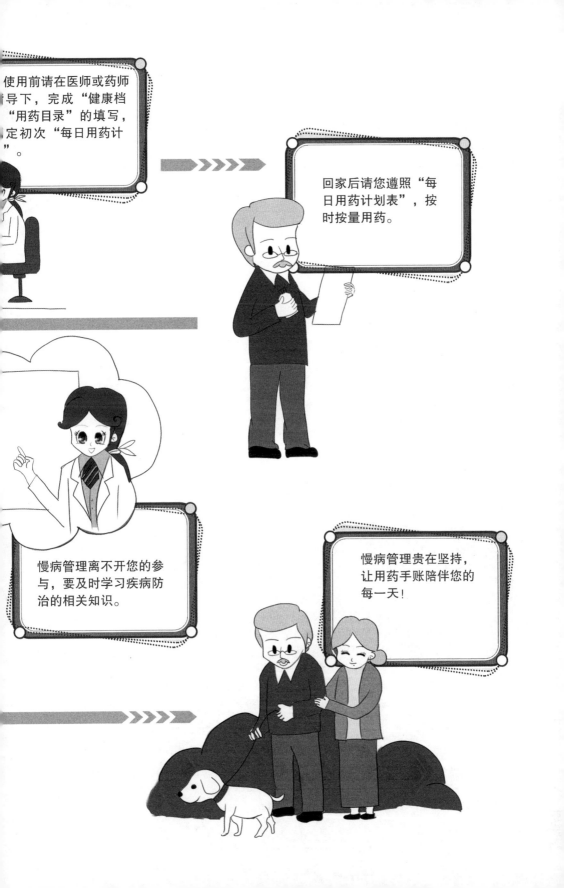

健康档案

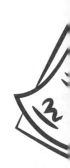

患者基本信息

姓名:_____ 性别:_____ 出生日期:_____

病历号:_____ 医疗付费方式:_____ 医疗保险号:_____

个人职业:_____ 教育程度:_____

家庭住址:_____

电子邮箱:_____

联系电话:单位_____ 家庭_____ 手机_____

患者诊疗相关信息

血型:□ A　□ B　□ AB　□ O / Rh:□阳性　□阴性

身高:_____cm　体重:_____kg

肝功能:□ 正常　□ 异常　_____

肾功能:□ 正常　□ 异常　_____

血常规:白细胞_____×10^9/L,血红蛋白_____g/L,血小板_____×10^{12}/L

DIC: PT_____s,INR 的基线值(未服药时):_____

INR 控制目标值:□ 1.8~2.5　□ 2.0~3.0　□ 2.0~2.5　□ 2.5~3.5

　　　　　　　□ 其他 _____

注:

1) 弥散性血管内凝血(disseminated intravascular coagulation,DIC),凝血酶原时间(PT),国际标准化比值(INR)。

2) 华法林最佳的抗凝强度为 INR 2.0~3.0,此时出血和血栓栓塞的危险均最低。植入人工机械瓣膜的患者除外,应根据不同类型的人工瓣膜以及伴随血栓栓塞的危险来进行抗凝。主动脉瓣置换术后 INR 目标为 2.0~3.0,而二尖瓣置换术后或植入两个瓣膜的患者建议 INR 目标为 2.5~3.5。

3) 服用华法林的门诊患者,剂量稳定前应数天至每周监测 1 次,当 INR 稳定后,可以每 4 周监测 1 次。如果需调整剂量;应重复前面所述的监测频率直到 INR 再次稳定。由于华法林在老年患者体内清除减少,合并其他疾病或合并用药较多,应加强监测。长期服用华法林的患者,INR 的监测频率受患者依从性、合并疾病、合并服用药物、饮食调整等因素影响。服用华法林 INR 稳定的患者,最长可以 3 个月监测 1 次 INR。

4) INR 异常和 / 或出血时的处理:INR 升高超过治疗范围,根据升高程度及患者出血危险采取不同的方法,建议立即就医。服用华法林出现轻微出血而 INR 在目标范围内时,不必立即停药或减量,应寻找原因并加强监测。患者若出现与华法林相关的严重出血,首先应该立即停药,输凝血酶原复合物迅速逆转抗凝,还需要静脉注射 5~10mg 维生素 K。

既往病史(□有　□无)：

- 心　脏　_____
- 肝　脏　_____
- 肾　脏　_____
- 消化道　_____
- 呼吸道　_____
- 过敏性　_____
- 其　他　_____

既往用药史(□有　□无)：

- _____
- _____
- _____
- _____
- _____
- _____
- _____

过敏史(□有　□无)：

- 药　物　_____
- 食　物　_____
- 其　他　_____

药物不良反应史(□有　□无)：

- _____
- _____
- _____

不良嗜好(□有　□无)：

- 吸烟史　_____
- 饮酒史　_____
- 其　他　_____

家族病史(□有　□无)：

- _____
- _____
- _____

临床诊断：

_____

_____

_____

注：当您不清楚如何填写时，请咨询医师或药师协助填写。

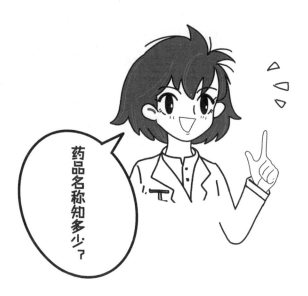

药品名称知多少？

药品，属于物质范畴，和人一样均有名称。在我国，药品名称有多种，常见如下。

- 通用名：是国家药典委员会按照一定原则制定的药品名称，是药品的法定名称，其特点是通用性。每种药品只能有一个通用名，如"氯吡格雷"，在药品包装上，通用名常显著标示，单字面积大于商品名，字体颜色大多使用黑色或白色。
- 商品名：指一家企业生产的区别于其他企业同一产品、经过注册的法定标志名称，其特点是专有性。商品名体现了药品生产企业的形象及其对商品名称的专属权，使用商品名须经国家主管部门批准，如氯吡格雷的商品名"波立维"。药品包装上的商品名一般与通用名分行书写，其单字面积小于通用名。

我国药品一药多名现象严重，同一通用名的药品常有多个商品名，在用药安全上存在隐患。服用多种药品前，请务必看清药品的通用名是否相同，以避免重复用药、过量用药甚至引发中毒。

品通用名及剂型	药品商品名	药品规格	生产厂家	用药原因

品通用名及剂型	药品商品名	药品规格	生产厂家	用药原因
华法林钠片		2.5mg	上海信谊	房颤

注:当您不清楚如何填写时,请咨询医师或药师协助填写。

用药目录

起始日期	结束日期	药品通用名及剂型	药品商品名	药品规

填写示例

起始日期	结束日期	药品通用名及剂型	药品商品名	药品规
2020.1.1	2020.3.30	华法林钠片		2.5m

注:当您不清楚如何填写时,请咨询医师或药师协助填写。

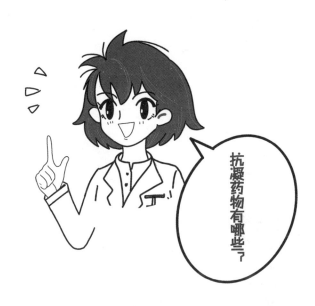

抗凝药物有哪些？

　　目前常用的抗凝药物包括注射剂型和口服剂型两大类，注射用抗凝药主要有肝素和低分子肝素，口服抗凝药主要有华法林、利伐沙班以及达比加群。其中华法林的使用历史最久，疗效确切。利伐沙班、达比加群等新型抗凝药物主要用于出血高危风险的非瓣膜型房颤、深静脉血栓患者，利伐沙班还可用于肺栓塞患者、下肢关节置换手术患者。

厂家	用药原因

产厂家	用药原因
海信谊	房颤

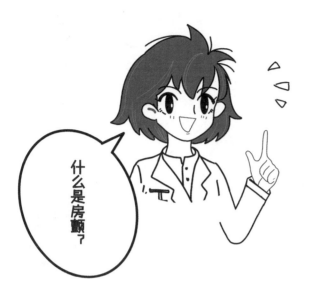

什么是房颤？

药品通用名及剂型	
例：华法林钠片	

　　房颤是心房颤动的简称，是常见的心律失常之一，心房发生不规律的颤动，心跳频率快而且不规则，导致心房不能正常工作。房颤常伴有心悸、胸闷不适、疼痛或压迫、眩晕、头晕眼花，特别是患者在走楼梯时会有气喘的症状。

　　房颤最大的危害是诱发或加重心力衰竭、肺水肿及心肌缺血。由于心房内的血液循环混乱，有可能形成血栓，血栓脱落后会移动，当滑落到脑动脉后会增加脑卒中特别是脑梗死事件发生的概率，造成偏瘫。

每日用药计划表

	中午				晚上			睡前	备注
餐后	餐前	餐中	餐后	餐前	餐中	餐后			
			1.5 片						

注:请在每一个用药时间记录用药剂量;若该时间不需服药,保持空白即可。

___月___日 ~ ___月___日 **每日用药计划表**

药品通用名 及剂型	早晨			中午			
	餐前	餐中	餐后	餐前	餐中	餐后	餐前
例:华法林钠片						1.5 片	

注:请在每一个用药时间记录用药剂量;若该时间不需服药,保持空白即可。

	睡前	备注

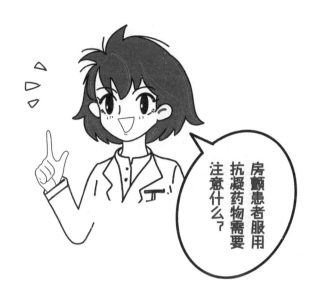

房颤患者服用抗凝药物需要注意什么？

　　患者口服华法林期间必须根据国际标准化比值(INR)，评估华法林的疗效，以达到合适的抗凝水平，既安全又有效。因此患者需要抽血化验两个项目，即凝血酶原时间(PT)和国际标准化比值(INR)。医师会评估其病情，确定 INR 的治疗目标范围，及时调整华法林剂量。对于房颤患者，INR 通常控制在 2.0~3.0，具体控制目标请遵医嘱。

　　如果存在华法林控制不良或者出血高危风险等问题，也可以使用新型口服抗凝药如达比加群或利伐沙班。这些新型口服抗凝药不需要常规检测凝血指标，但是价格较昂贵。有些药物服药期间还要定期化验肝、肾功能指标。

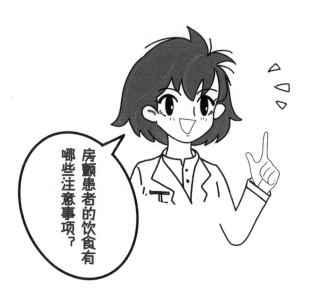

房颤患者的饮食有哪些注意事项？

药品通用名及剂型
例：华法林钠片

房颤患者服用华法林期间，一定要重视日常饮食中食物对华法林的影响，其中一些富含维生素 K 的食品，如绿叶蔬菜特别是深绿色的蔬菜往往含较多的维生素 K。维生素 K 是凝血因子合成的主要原料，摄入量过高会降低华法林的抗凝作用。

可能会降低华法林抗凝作用的食物有白菜、胡萝卜、西红柿、蛋黄、豆类、海藻类、动物肝脏类、绿叶蔬菜和绿茶等。

可以增强华法林抗凝作用的食物有柚子。

患者不需对以上食物有所忌口，这些食物是健康饮食的重要部分，患者需要做的只是保持饮食习惯的基本稳定，特别是保持绿叶蔬菜的摄入量稳定，不要盲目改变饮食结构，并定期监测 INR 值。

每日用药计划表

	中午			晚上			睡前	备注
餐后	餐前	餐中	餐后	餐前	餐中	餐后		
			1.5 片					

注:请在每一个用药时间记录用药剂量;若该时间不需服药,保持空白即可。

每日用药计划表

药品通用名及剂型	早晨			中午			
	餐前	餐中	餐后	餐前	餐中	餐后	餐前
例:华法林钠片						1.5 片	

注:请在每一个用药时间记录用药剂量;若该时间不需服药,保持空白即可。

	睡前	备注

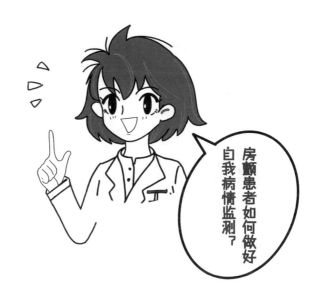

房颤患者如何做好自我病情监测？

　　控制血压和心率对治疗房颤有积极的作用,建议患者每天起床测一下脉搏,有条件的可以用电子血压计测量血压和心率。房颤患者每天早晨起床时的基础心率应控制在 55~60 次 /min。当心率高于 100 次 /min 或低于 45 次 /min 时应及时就医。

　　房颤患者可以每天对着镜子吐一下舌头,笑一笑,活动一下胳膊。房颤常见并发症就是各种栓塞性疾病,特别是脑梗死。面部活动不对称或者言语表达不清的时候就要注意脑梗死的风险,应及时就医。

　　服用抗凝药物的房颤患者上厕所时应注意观察马桶里的大便颜色是否发黑,小便是否发红,鼻腔、口腔是否有出血点。如果服用抗凝剂治疗期间发生以上出血现象,应尽快就医,与医师联系及时调整抗凝治疗方案。

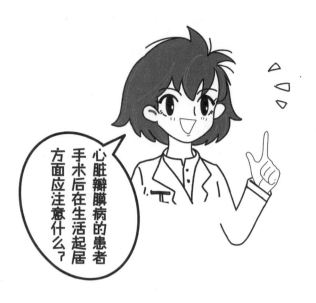

心脏瓣膜病的患者手术后在生活起居方面应注意什么？

药品通用名及剂型	
例:华法林钠片	

心脏瓣膜术后 3 个月内是恢复手术创伤、稳定各系统和器官功能的重要阶段,患者在此期间应充分休息、避免感冒,生活要有规律,不宜过度疲劳或过度兴奋,可适当活动(如散步、做少许家务等),但若在活动中有心慌、气短等不适症状应立即休息并适当减少活动量。通常术后 2 周即可淋浴洗澡,但应注意避免受凉和搓擦伤口。洗澡后应用消毒药水清洁伤口。若发现切口有渗液、红肿等异常症状,应立即去医院就诊。由于胸骨的愈合时间一般为 3 个月左右,这段时间应避免扩胸运动,也不要提重物或抱小孩。另外,患者在术后 3 个月内不要开车。通常在术后 3~6 个月逐渐恢复常态,若恢复顺利、无并发症发生,患者可于术后 3 个月起循序渐进地增加活动量。

每日用药计划表　　　＿＿月＿＿日～＿＿月＿＿日

餐后	中午			晚上			睡前	备注
	餐前	餐中	餐后	餐前	餐中	餐后		
			1.5 片					

注:请在每一个用药时间记录用药剂量;若该时间不需服药,保持空白即可。

___月___日 ~ ___月___日　　　　　　　　　　　　**每日用药计划表**

药品通用名 及剂型	早晨			中午			
	餐前	餐中	餐后	餐前	餐中	餐后	餐前
例:华法林钠片						1.5 片	

注:请在每一个用药时间记录用药剂量;若该时间不需服药,保持空白即可。

睡前	备注

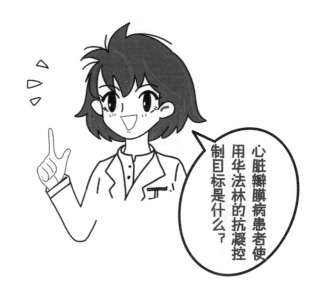

心脏瓣膜病患者使用华法林的抗凝控制目标是什么？

　　不同部位瓣膜置换手术及不同类型人工机械瓣膜所推荐的目标 INR 是不同的。植入人工生物瓣膜的患者,二尖瓣、三尖瓣置换术后建议服用华法林 3 个月。植入人工机械瓣膜的患者,建议终身服用华法林。植入人工机械瓣膜的患者,根据不同类型的人工瓣膜以及伴随血栓栓塞的危险来进行抗凝。主动脉瓣置换术后 INR 目标为 2.0~3.0,而二尖瓣置换术后建议 INR 目标为 2.5~3.5,建议植入两个瓣膜的患者的 INR 目标为 2.5~3.5。因患者的病情特点以及体质有所差异,华法林的抗凝目标应结合具体病情,由主治医师评估后制订。

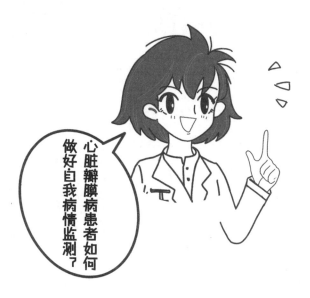

心脏瓣膜病患者如何做好自我病情监测？

心脏瓣膜病患者平时应注意每日刷牙、清洁口腔，在接受牙科治疗和各种侵袭性检查或治疗时，应告知医师目前正在服用抗凝剂，应预防性使用抗感染治疗，注意休息，以防感染性心内膜炎的发生。当病情平稳后每年最好接种流感疫苗，如果条件允许也可以接种肺炎链球菌疫苗。

服用华法林抗凝剂的患者，要定期进行 INR 指标的检查，华法林的 INR 控制目标通常在 2.0~3.5，主要视病情特点以及手术植入的器械而定。育龄妇女如有怀孕计划应注意咨询医师，及时调整抗凝药物类型，选择对胎儿发育影响更小的抗凝药物。

部分心脏瓣膜病患者长期服用地高辛，应严格按医嘱服药，且在每日同一时间服药，并不可因少服 1 次药而自行加服 1 次，因为两次剂量间隔太近，易产生药物过量。服用地高辛的患者一般每隔 3~6 个月要监测 1 次心电图或血药浓度。

药品通用名及剂型	
例:华法林钠片	

每日用药计划表

	中午			晚上			睡前	备注
餐后	餐前	餐中	餐后	餐前	餐中	餐后		
			1.5 片					

注:请在每一个用药时间记录用药剂量;若该时间不需服药,保持空白即可。

___月___日~___月___日　　　　　　　　　　**每日用药计划表**

药品通用名及剂型	早晨			中午			
	餐前	餐中	餐后	餐前	餐中	餐后	餐前
例:华法林钠片						1.5 片	

注:请在每一个用药时间记录用药剂量;若该时间不需服药,保持空白即可。

睡前	备注

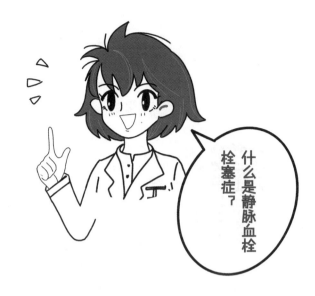

什么是静脉血栓栓塞症？

　　静脉血栓栓塞症是指血液在静脉内不正常地凝结，使血管完全或不完全阻塞，属于静脉回流障碍性疾病，是深静脉血栓与肺栓塞两大类疾病的统称。临床主要表现为腿部肿胀、疼痛、患侧肢体皮肤颜色变紫变暗，并出现患肢疼痛、肿胀等症状。这种疾病就像在血管内埋设了一个定时炸弹一样，一旦血栓脱落就会顺着静脉通路游走，如果游走到肺部患者就会突发呼吸困难、胸痛、晕厥等症状，甚至出现直接危及生命的肺栓塞。

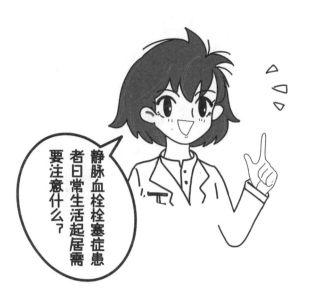

静脉血栓栓塞症患者日常生活起居需要注意什么?

药品通用名及剂型
例:华法林钠片

患者需加强功能锻炼,最简单易行的锻炼方式就是下图所示勾绷脚的运动(即踝泵运动),在卧床期间可以通过双脚掌交替勾绷脚的运动方式实现促进下肢血液流动的作用。

除了上述运动外,在休息时还可以把 3 个枕头叠放起来,垫在小腿下面,通过抬高下肢 20°~30°,使血液回流躯干减少血栓事件。

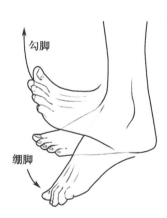

勾脚

绷脚

每日用药计划表

	中午			晚上			睡前	备注
餐后	餐前	餐中	餐后	餐前	餐中	餐后		
			1.5 片					

注:请在每一个用药时间记录用药剂量;若该时间不需服药,保持空白即可。

____月____日~____月____日　　　　　　　**每日用药计划表**

药品通用名及剂型	早晨			中午			
	餐前	餐中	餐后	餐前	餐中	餐后	餐前
例:华法林钠片						1.5 片	

注:请在每一个用药时间记录用药剂量;若该时间不需服药,保持空白即可。

睡前	备注

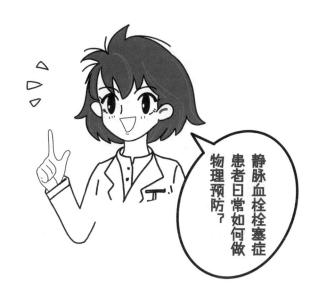

静脉血栓栓塞症患者日常如何做物理预防？

　　除了主动运动之外，还可以通过一些医疗器械辅助康复手段进行物理预防，例如梯度压力弹力袜（GCS）、间歇气囊压（IPC）装置以及足底静脉泵（VFP）等。

　　常用的物理预防的方式是梯度压力弹力袜，其原理为促使静脉血流加速，减少下肢静脉血液瘀滞，降低术后下肢深静脉血栓形成的风险，且不增加肺栓塞事件的发生率。物理预防可减少部分患者发生深静脉血栓的危险，但疗效逊于抗凝药物，其最大优势在于没有出血并发症。这些医疗器械应尽可能在双腿应用，且一直持续到可以开始使用药物预防为止。单独使用机械性预防措施仅适用于患有合并凝血异常疾病、有高危出血风险的患者；极高危患者单独应用疗效差，推荐与有效的抗凝治疗联合应用。

　　使用物理预防措施前请咨询血管外科以及中医理疗科、康复科医师，咨询是否适合使用上述医疗器械辅助治疗。

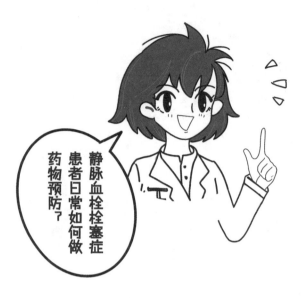

静脉血栓栓塞症患者日常如何做药物预防？

药物预防是预防静脉血栓的根本措施，基本预防和机械预防是药物预防的辅助措施，药物治疗过程中将不可避免地增加出血风险，应充分权衡患者的血栓风险和出血风险利弊，合理选择抗凝药物，对于出血风险高的患者，只有当预防血栓的益处大于出血风险时，才考虑使用抗凝药物。

目前门诊常用的抗凝药物主要是低分子肝素、华法林和新型口服抗凝药。低分子肝素注射剂主要应用于住院患者，其使用方法和胰岛素类似，主要在腹部进行皮下注射，出院前会改为口服抗凝药。由于华法林起效较慢，低分子肝素注射剂往往会和华法林重叠 3~5 天以达到抗凝药效平稳过渡。若使用利伐沙班、达比加群等起效较快的新型口服抗凝药，则不需要与低分子肝素注射剂重叠。静脉血栓栓塞症患者可能需要 3~6 个月的疗程，应严格遵医师的医嘱用药。

药品通用名及剂型
例：华法林钠片

每日用药计划表

	中午			晚上			睡前	备注
餐后	餐前	餐中	餐后	餐前	餐中	餐后		
			1.5 片					

注:请在每一个用药时间记录用药剂量;若该时间不需服药,保持空白即可。

___月___日 ~ ___月___日				每日用药计划表		

药品通用名 及剂型	早晨			中午			
	餐前	餐中	餐后	餐前	餐中	餐后	餐前
例:华法林钠片						1.5 片	

注:请在每一个用药时间记录用药剂量;若该时间不需服药,保持空白即可。

睡前	备注

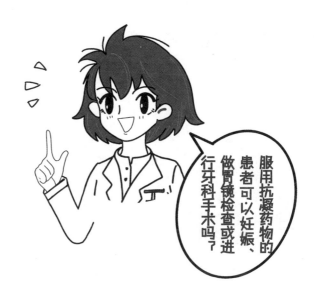

服用抗凝药物的患者如果有妊娠计划,应提前和妇产科医师沟通,妇产科医师可能将口服抗凝药调整成注射剂。如果妇产科医师处方为注射剂,请参考胰岛素的注射方法,在腹部皮下注射。

服用抗凝药物的患者如有胃镜检查、牙科手术等有创操作计划时,应提早告知操作医师,医师可能会要求提前停用抗凝药物。对于服用华法林的患者,通常停药2天后 INR 值就会下降,当 INR<2.0 后出血风险就会降低。对于服用新型口服抗凝药的患者,通常提前 1~2 天停用抗凝药物后就可以进行操作检查。由于手术、病情的多样性,具体操作方法应咨询执行手术操作的医师。

药物相关因素变化记录表

年 月	剂量							测量时间： INR 值
	周一	周二	周三	周四	周五	周六	周日	
抗凝药物名称 / 规格 ——————— ——————— ———————								
	未按时服药原因：□漏服　□自行停药　□凝血指标偏高　□出血 　　　　　　　　□正常停药(遵医嘱) □其他：_____							
是否出血或血栓 （□无　□有）	出血相关：□鼻出血　□眼底出血　□牙龈出血　□皮肤瘀斑 　　　　　□血尿　□黑便　□呕血 □其他出血：_____							
	血栓相关：□胸痛　□气促　□头疼　□跛行 □其他血栓：_____							
饮食方面 (注：请重点记录食 物的名称和份量，如 1 碗菠菜)	每周饮食情况记录单							备注
	未规律饮食原因：□喜食蔬菜　□喜食荤菜　□胃口不佳 　　　　　　　　□病情限制　□其他：_____							
近期使用的西药	□胺碘酮　□地高辛　□他汀类　□利尿剂　□镇静催眠药物 □阿司匹林　□氯吡格雷　□抗生素　□其他：_____							
近期是否使用中药 （□无　□有）	□丹参　□三七　□西洋参　□人参　□当归　□枸杞子　□红花 □黄芪　□其他：_____							
保健品	□辅酶 Q_{10}　□鱼油　□葡萄籽　□其他：_____							
烟酒情况	吸烟　□无　□有：_____ 饮酒　□无　□有：_____							
手术或牙科计划	□无　□有：_____							
复诊计划	□无　□有：_____							

药物相关因素变化记录表

年　　月	剂量							测量时间：INR 值
	周一	周二	周三	周四	周五	周六	周日	
抗凝药物名称／规格 ＿＿＿＿＿＿＿ ＿＿＿＿＿＿＿ ＿＿＿＿＿＿＿								
	未按时服药原因：□漏服　□自行停药　□凝血指标偏高　□出血 　　　　　　　□正常停药(遵医嘱) □其他：＿＿＿＿＿＿＿＿＿＿＿＿＿＿＿＿＿＿＿＿＿							
是否出血或血栓 （□无　□有）	出血相关：□鼻出血　□眼底出血　□牙龈出血　□皮肤瘀斑 　　　　　□血尿　□黑便　□呕血 □其他出血：＿＿＿＿＿＿＿＿＿＿＿＿＿＿＿＿＿＿＿							
	血栓相关：□胸痛　□气促　□头疼　□跛行 □其他血栓：＿＿＿＿＿＿＿＿＿＿＿＿＿＿＿＿＿＿＿							

饮食方面 (注：请重点记录食物的名称和份量，如1碗菠菜)	每周饮食情况记录单	备注
	未规律饮食原因：□喜食蔬菜　□喜食荤菜　□胃口不佳 　　　　　　　□病情限制　□其他：＿＿＿＿＿＿＿＿＿＿	

近期使用的西药	□胺碘酮　□地高辛　□他汀类　□利尿剂　□镇静催眠药物 □阿司匹林　□氯吡格雷　□抗生素　□其他：＿＿＿＿＿＿＿
近期是否使用中药 （□无　□有）	□丹参　□三七　□西洋参　□人参　□当归　□枸杞子　□红花 □黄芪　□其他：＿＿＿＿＿＿＿＿＿＿＿＿＿＿＿＿＿＿＿
保健品	□辅酶 Q_{10}　□鱼油　□葡萄籽　□其他：＿＿＿＿＿＿＿＿＿
烟酒情况	吸烟　□无　□有：＿＿＿＿＿＿＿＿＿＿＿＿＿＿＿＿＿＿＿ 饮酒　□无　□有：＿＿＿＿＿＿＿＿＿＿＿＿＿＿＿＿＿＿＿
手术或牙科计划	□无　□有：＿＿＿＿＿＿＿＿＿＿＿＿＿＿＿＿＿＿＿＿＿＿
复诊计划	□无　□有：＿＿＿＿＿＿＿＿＿＿＿＿＿＿＿＿＿＿＿＿＿＿

药物相关因素变化记录表

年　　月	剂量							测量时间： INR 值
	周一	周二	周三	周四	周五	周六	周日	
抗凝药物名称 / 规格 _____ _____ _____								
	未按时服药原因：□漏服　□自行停药　□凝血指标偏高　□出血　　　　　　　　　　□正常停药(遵医嘱) □其他：_____							
是否出血或血栓 （□无　□有）	出血相关：□鼻出血　□眼底出血　□牙龈出血　□皮肤瘀斑　　　　　　　□血尿　□黑便　□呕血 □其他出血：_____							
	血栓相关：□胸痛　□气促　□头疼　□跛行 □其他血栓：_____							
饮食方面 （注：请重点记录食物的名称和份量，如1碗菠菜）	每周饮食情况记录单							备注
	未规律饮食原因：□喜食蔬菜　□喜食荤菜　□胃口不佳　　　　　　　　□病情限制　□其他：_____							
近期使用的西药	□胺碘酮　□地高辛　□他汀类　□利尿剂　□镇静催眠药物 □阿司匹林　□氯吡格雷　□抗生素　□其他：_____							
近期是否使用中药 （□无　□有）	□丹参　□三七　□西洋参　□人参　□当归　□枸杞子　□红花 □黄芪　□其他：_____							
保健品	□辅酶 Q_{10}　□鱼油　□葡萄籽　□其他：_____							
烟酒情况	吸烟　□无　□有：_____ 饮酒　□无　□有：_____							
手术或牙科计划	□无　□有：_____							
复诊计划	□无　□有：_____							

药物相关因素变化记录表

年　　月	剂量							测量时间：INR 值
	周一	周二	周三	周四	周五	周六	周日	
抗凝药物名称／规格 ＿＿＿＿＿＿＿ ＿＿＿＿＿＿＿ ＿＿＿＿＿＿＿								
	未按时服药原因：□漏服　□自行停药　□凝血指标偏高　□出血 　　　　　　　□正常停药(遵医嘱) □其他：＿＿＿＿＿＿＿＿＿＿＿＿＿＿＿＿＿＿＿＿＿							

是否出血或血栓 （□无　□有）	出血相关：□鼻出血　□眼底出血　□牙龈出血　□皮肤瘀斑 　　　　　□血尿　□黑便　□呕血 □其他出血：＿＿＿＿＿＿＿＿＿＿＿＿＿＿＿＿＿＿＿
	血栓相关：□胸痛　□气促　□头疼　□跛行 □其他血栓：＿＿＿＿＿＿＿＿＿＿＿＿＿＿＿＿＿＿＿

饮食方面 (注:请重点记录食物的名称和份量,如1碗菠菜)	每周饮食情况记录单	备注
	未规律饮食原因：□喜食蔬菜　□喜食荤菜　□胃口不佳 　　　　　　　□病情限制　□其他：＿＿＿＿＿＿＿＿＿	

近期使用的西药	□胺碘酮　□地高辛　□他汀类　□利尿剂　□镇静催眠药物 □阿司匹林　□氯吡格雷　□抗生素　□其他：＿＿＿＿＿
近期是否使用中药 （□无　□有）	□丹参　□三七　□西洋参　□人参　□当归　□枸杞子　□红花 □黄芪　□其他：＿＿＿＿＿＿＿＿＿＿＿＿＿＿＿＿＿＿
保健品	□辅酶 Q_{10}　□鱼油　□葡萄籽　□其他：＿＿＿＿＿＿＿＿
烟酒情况	吸烟　□无　□有：＿＿＿＿＿＿＿＿＿＿＿＿＿＿＿＿＿＿ 饮酒　□无　□有：＿＿＿＿＿＿＿＿＿＿＿＿＿＿＿＿＿＿
手术或牙科计划	□无　□有：＿＿＿＿＿＿＿＿＿＿＿＿＿＿＿＿＿＿＿＿＿
复诊计划	□无　□有：＿＿＿＿＿＿＿＿＿＿＿＿＿＿＿＿＿＿＿＿＿

药物相关因素变化记录表

年　　月	剂量							测量时间：
	周一	周二	周三	周四	周五	周六	周日	INR 值
抗凝药物名称 / 规格 ＿＿＿＿＿＿＿ ＿＿＿＿＿＿＿ ＿＿＿＿＿＿＿								
	未按时服药原因：□漏服　□自行停药　□凝血指标偏高　□出血 　　　　　　　□正常停药（遵医嘱） □其他：＿＿＿＿＿＿							
是否出血或血栓 （□无　□有）	出血相关：□鼻出血　□眼底出血　□牙龈出血　□皮肤瘀斑 　　　　　□血尿　□黑便　□呕血 □其他出血：＿＿＿＿＿＿＿＿＿＿＿＿							
	血栓相关：□胸痛　□气促　□头疼　□跛行 □其他血栓：＿＿＿＿＿＿＿＿＿＿＿＿							

饮食方面 （注：请重点记录食物的名称和份量，如1碗菠菜）	每周饮食情况记录单	备注
	未规律饮食原因：□喜食蔬菜　□喜食荤菜　□胃口不佳 　　　　　　　□病情限制　□其他：＿＿＿＿＿＿＿＿＿＿	

近期使用的西药	□胺碘酮　□地高辛　□他汀类　□利尿剂　□镇静催眠药物 □阿司匹林　□氯吡格雷　□抗生素　□其他：＿＿＿＿＿＿＿
近期是否使用中药 （□无　□有）	□丹参　□三七　□西洋参　□人参　□当归　□枸杞子　□红花 □黄芪　□其他：＿＿＿＿＿＿＿＿＿＿＿＿＿＿＿＿＿
保健品	□辅酶 Q_{10}　□鱼油　□葡萄籽　□其他：＿＿＿＿＿＿＿
烟酒情况	吸烟　□无　□有：＿＿＿＿＿＿＿＿＿＿＿＿＿＿＿＿＿ 饮酒　□无　□有：＿＿＿＿＿＿＿＿＿＿＿＿＿＿＿＿＿
手术或牙科计划	□无　□有：＿＿＿＿＿＿＿＿＿＿＿＿＿＿＿＿＿＿＿＿＿
复诊计划	□无　□有：＿＿＿＿＿＿＿＿＿＿＿＿＿＿＿＿＿＿＿＿＿

药物相关因素变化记录表

年　　月	剂量							测量时间：INR 值
	周一	周二	周三	周四	周五	周六	周日	

抗凝药物名称 / 规格 ――――――― ――――――― ―――――――								
	未按时服药原因：□漏服　□自行停药　□凝血指标偏高　□出血 　　　　　　　□正常停药(遵医嘱) □其他：＿＿＿＿＿＿＿＿＿＿＿＿＿＿＿＿＿＿＿＿＿＿							

是否出血或血栓 （□无　□有）	出血相关：□鼻出血　□眼底出血　□牙龈出血　□皮肤瘀斑 　　　　　□血尿　□黑便　□呕血 □其他出血：＿＿＿＿＿＿＿＿＿＿＿＿＿＿＿＿＿＿＿＿
	血栓相关：□胸痛　□气促　□头疼　□跛行 □其他血栓：＿＿＿＿＿＿＿＿＿＿＿＿＿＿＿＿＿＿＿＿

饮食方面 (注：请重点记录食物的名称和份量，如1碗菠菜)	每周饮食情况记录单	备注
	未规律饮食原因：□喜食蔬菜　□喜食荤菜　□胃口不佳 　　　　　　　□病情限制　□其他：＿＿＿＿＿＿＿＿＿＿	

近期使用的西药	□胺碘酮　□地高辛　□他汀类　□利尿剂　□镇静催眠药物 □阿司匹林　□氯吡格雷　□抗生素　□其他：＿＿＿＿＿＿＿＿
近期是否使用中药 （□无　□有）	□丹参　□三七　□西洋参　□人参　□当归　□枸杞子　□红花 □黄芪　□其他：＿＿＿＿＿＿＿＿＿＿＿＿＿＿＿＿＿＿＿
保健品	□辅酶 Q_{10}　□鱼油　□葡萄籽　□其他：＿＿＿＿＿＿＿＿＿
烟酒情况	吸烟　□无　□有：＿＿＿＿＿＿＿＿＿＿＿＿＿＿＿＿＿＿ 饮酒　□无　□有：＿＿＿＿＿＿＿＿＿＿＿＿＿＿＿＿＿＿
手术或牙科计划	□无　□有：＿＿＿＿＿＿＿＿＿＿＿＿＿＿＿＿＿＿＿＿＿
复诊计划	□无　□有：＿＿＿＿＿＿＿＿＿＿＿＿＿＿＿＿＿＿＿＿＿

药物相关因素变化记录表

年　　月	剂量							测量时间：INR 值
	周一	周二	周三	周四	周五	周六	周日	
抗凝药物名称 / 规格 ———————— ———————— ————————								
	未按时服药原因：□漏服　□自行停药　□凝血指标偏高　□出血 　　　　　　　　□正常停药（遵医嘱） □其他：—————————————————————							
是否出血或血栓 （□无　□有）	出血相关：□鼻出血　□眼底出血　□牙龈出血　□皮肤瘀斑 　　　　　□血尿　□黑便　□呕血 □其他出血：—————————————————————							
	血栓相关：□胸痛　□气促　□头疼　□跛行 □其他血栓：—————————————————————							
饮食方面 （注：请重点记录食物的名称和份量，如1 碗菠菜）	每周饮食情况记录单						备注	
	未规律饮食原因：□喜食蔬菜　□喜食荤菜　□胃口不佳 　　　　　　　　□病情限制　□其他：—————————							
近期使用的西药	□胺碘酮　□地高辛　□他汀类　□利尿剂　□镇静催眠药物 □阿司匹林　□氯吡格雷　□抗生素　□其他：———————							
近期是否使用中药 （□无　□有）	□丹参　□三七　□西洋参　□人参　□当归　□枸杞子　□红花 □黄芪　□其他：—————————————————————							
保健品	□辅酶 Q_{10}　□鱼油　□葡萄籽　□其他：———————————							
烟酒情况	吸烟　□无　□有：——————————————————— 饮酒　□无　□有：———————————————————							
手术或牙科计划	□无　□有：—————————————————————————							
复诊计划	□无　□有：—————————————————————————							

药物相关因素变化记录表

年　　月	剂量							测量时间：INR 值
	周一	周二	周三	周四	周五	周六	周日	

抗凝药物名称 / 规格 ＿＿＿＿＿＿ ＿＿＿＿＿＿ ＿＿＿＿＿＿								

	未按时服药原因：□漏服　□自行停药　□凝血指标偏高　□出血 　　　　　　　□正常停药(遵医嘱) □其他：＿＿＿＿＿＿＿＿＿＿＿＿＿＿＿＿＿＿
是否出血或血栓 （□无　□有）	出血相关：□鼻出血　□眼底出血　□牙龈出血　□皮肤瘀斑 　　　　　□血尿　□黑便　□呕血 □其他出血：＿＿＿＿＿＿＿＿＿＿＿＿＿＿＿＿
	血栓相关：□胸痛　□气促　□头疼　□跛行 □其他血栓：＿＿＿＿＿＿＿＿＿＿＿＿＿＿＿＿

饮食方面 (注：请重点记录食物的名称和份量，如1碗菠菜)	每周饮食情况记录单	备注
	未规律饮食原因：□喜食蔬菜　□喜食荤菜　□胃口不佳 　　　　　　　　□病情限制　□其他：＿＿＿＿＿＿＿	

近期使用的西药	□胺碘酮　□地高辛　□他汀类　□利尿剂　□镇静催眠药物 □阿司匹林　□氯吡格雷　□抗生素　□其他：＿＿＿＿＿＿＿
近期是否使用中药 （□无　□有）	□丹参　□三七　□西洋参　□人参　□当归　□枸杞子　□红花 □黄芪　□其他：＿＿＿＿＿＿＿＿＿＿＿＿＿＿＿＿＿＿
保健品	□辅酶 Q_{10}　□鱼油　□葡萄籽　□其他：＿＿＿＿＿＿＿＿＿
烟酒情况	吸烟　□无　□有：＿＿＿＿＿＿＿＿＿＿＿＿＿＿＿＿＿＿＿ 饮酒　□无　□有：＿＿＿＿＿＿＿＿＿＿＿＿＿＿＿＿＿＿＿
手术或牙科计划	□无　□有：＿＿＿＿＿＿＿＿＿＿＿＿＿＿＿＿＿＿＿＿＿＿
复诊计划	□无　□有：＿＿＿＿＿＿＿＿＿＿＿＿＿＿＿＿＿＿＿＿＿＿

药物相关因素变化记录表

年　　月	剂量							测量时间：INR 值
	周一	周二	周三	周四	周五	周六	周日	
抗凝药物名称 / 规格 —————————— —————————— ——————————								

	未按时服药原因：□漏服　□自行停药　□凝血指标偏高　□出血 　　　　　　　　□正常停药(遵医嘱) □其他：＿＿＿＿＿＿＿＿＿＿＿＿
是否出血或血栓 （□无　□有）	出血相关：□鼻出血　□眼底出血　□牙龈出血　□皮肤瘀斑 　　　　　□血尿　□黑便　□呕血 □其他出血：＿＿＿＿＿＿＿＿＿＿＿＿ 血栓相关：□胸痛　□气促　□头疼　□跛行 □其他血栓：＿＿＿＿＿＿＿＿＿＿＿＿

饮食方面 (注：请重点记录食物的名称和份量，如1碗菠菜)	每周饮食情况记录单	备注

	未规律饮食原因：□喜食蔬菜　□喜食荤菜　□胃口不佳 　　　　　　　　□病情限制　□其他：＿＿＿＿＿＿＿＿＿＿＿＿
近期使用的西药	□胺碘酮　□地高辛　□他汀类　□利尿剂　□镇静催眠药物 □阿司匹林　□氯吡格雷　□抗生素　□其他：＿＿＿＿＿＿
近期是否使用中药 （□无　□有）	□丹参　□三七　□西洋参　□人参　□当归　□枸杞子　□红花 □黄芪　□其他：＿＿＿＿＿＿＿＿＿＿＿
保健品	□辅酶 Q_{10}　□鱼油　□葡萄籽　□其他：＿＿＿＿＿＿＿＿
烟酒情况	吸烟　□无　□有：＿＿＿＿＿＿＿＿＿＿＿＿＿＿＿ 饮酒　□无　□有：＿＿＿＿＿＿＿＿＿＿＿＿＿＿＿
手术或牙科计划	□无　□有：＿＿＿＿＿＿＿＿＿＿＿＿＿＿＿＿＿
复诊计划	□无　□有：＿＿＿＿＿＿＿＿＿＿＿＿＿＿＿＿＿

药物相关因素变化记录表

年　月	剂量							测量时间：INR 值
	周一	周二	周三	周四	周五	周六	周日	

<table>
<tr><td rowspan="5">抗凝药物名称／规格
_____
_____
_____</td></tr>
</table>

抗凝药物名称／规格 _____ _____ _____								

抗凝药物名称／规格 _____ _____ _____	未按时服药原因：□漏服　□自行停药　□凝血指标偏高　□出血 　　　　　　　　□正常停药(遵医嘱) □其他：_____
是否出血或血栓 （□无　□有）	出血相关：□鼻出血　□眼底出血　□牙龈出血　□皮肤瘀斑 　　　　　□血尿　□黑便　□呕血 □其他出血：_____ 血栓相关：□胸痛　□气促　□头疼　□跛行 □其他血栓：_____

饮食方面 (注：请重点记录食物的名称和份量，如1碗菠菜)	每周饮食情况记录单	备注
	未规律饮食原因：□喜食蔬菜　□喜食荤菜　□胃口不佳 　　　　　　　　□病情限制　□其他：_____	

近期使用的西药	□胺碘酮　□地高辛　□他汀类　□利尿剂　□镇静催眠药物 □阿司匹林　□氯吡格雷　□抗生素　□其他：_____
近期是否使用中药 （□无　□有）	□丹参　□三七　□西洋参　□人参　□当归　□枸杞子　□红花 □黄芪　□其他：_____
保健品	□辅酶 Q_{10}　□鱼油　□葡萄籽　□其他：_____
烟酒情况	吸烟　□无　□有：_____ 饮酒　□无　□有：_____
手术或牙科计划	□无　□有：_____
复诊计划	□无　□有：_____

药物相关因素变化记录表

年　　月	剂量							测量时间： INR 值
	周一	周二	周三	周四	周五	周六	周日	
抗凝药物名称 / 规格 ———————— ———————— ————————								
	未按时服药原因：□漏服　□自行停药　□凝血指标偏高　□出血 　　　　　　　　□正常停药(遵医嘱) □其他：_____							
是否出血或血栓 **（□无　□有）**	出血相关：□鼻出血　□眼底出血　□牙龈出血　□皮肤瘀斑 　　　　　□血尿　□黑便　□呕血 □其他出血：_____							
	血栓相关：□胸痛　□气促　□头疼　□跛行 □其他血栓：_____							
饮食方面 **(注：请重点记录食** **物的名称和份量，如** **1碗菠菜)**	每周饮食情况记录单						备注	
	未规律饮食原因：□喜食蔬菜　□喜食荤菜　□胃口不佳 　　　　　　　　□病情限制　□其他：_____							
近期使用的西药	□胺碘酮　□地高辛　□他汀类　□利尿剂　□镇静催眠药物 □阿司匹林　□氯吡格雷　□抗生素　□其他：_____							
近期是否使用中药 **（□无　□有）**	□丹参　□三七　□西洋参　□人参　□当归　□枸杞子　□红花 □黄芪　□其他：_____							
保健品	□辅酶 Q_{10}　□鱼油　□葡萄籽　□其他：_____							
烟酒情况	吸烟　□无　□有：_____ 饮酒　□无　□有：_____							
手术或牙科计划	□无　□有：_____							
复诊计划	□无　□有：_____							

药物相关因素变化记录表

年　　月	剂量							测量时间：INR 值
	周一	周二	周三	周四	周五	周六	周日	
抗凝药物名称／规格 ＿＿＿＿＿＿＿＿ ＿＿＿＿＿＿＿＿ ＿＿＿＿＿＿＿＿								
	未按时服药原因：□漏服　□自行停药　□凝血指标偏高　□出血 　　　　　　　　□正常停药(遵医嘱) □其他：＿＿＿＿＿＿＿＿＿＿＿＿＿＿＿＿＿＿＿＿							
是否出血或血栓 （□无　□有）	出血相关：□鼻出血　□眼底出血　□牙龈出血　□皮肤瘀斑 　　　　　□血尿　□黑便　□呕血 □其他出血：＿＿＿＿＿＿＿＿＿＿＿＿＿＿＿＿＿＿＿							
	血栓相关：□胸痛　□气促　□头疼　□跛行 □其他血栓：＿＿＿＿＿＿＿＿＿＿＿＿＿＿＿＿＿＿＿							

饮食方面 (注：请重点记录食物的名称和份量，如1碗菠菜)	每周饮食情况记录单	备注
	未规律饮食原因：□喜食蔬菜　□喜食荤菜　□胃口不佳 　　　　　　　　□病情限制　□其他：＿＿＿＿＿＿＿＿＿＿	

近期使用的西药	□胺碘酮　□地高辛　□他汀类　□利尿剂　□镇静催眠药物 □阿司匹林　□氯吡格雷　□抗生素　□其他：＿＿＿＿＿＿＿＿
近期是否使用中药 （□无　□有）	□丹参　□三七　□西洋参　□人参　□当归　□枸杞子　□红花 □黄芪　□其他：＿＿＿＿＿＿＿＿＿＿＿＿＿＿＿＿＿＿
保健品	□辅酶 Q_{10}　□鱼油　□葡萄籽　□其他：＿＿＿＿＿＿＿＿＿
烟酒情况	吸烟　□无　□有：＿＿＿＿＿＿＿＿＿＿＿＿＿＿＿＿＿＿ 饮酒　□无　□有：＿＿＿＿＿＿＿＿＿＿＿＿＿＿＿＿＿＿
手术或牙科计划	□无　□有：＿＿＿＿＿＿＿＿＿＿＿＿＿＿＿＿＿＿＿＿＿
复诊计划	□无　□有：＿＿＿＿＿＿＿＿＿＿＿＿＿＿＿＿＿＿＿＿＿

药物相关因素变化记录表

年　　月	剂量							测量时间：INR 值
	周一	周二	周三	周四	周五	周六	周日	
抗凝药物名称／规格 ＿＿＿＿＿＿＿＿ ＿＿＿＿＿＿＿＿ ＿＿＿＿＿＿＿＿								
	未按时服药原因：□漏服　□自行停药　□凝血指标偏高　□出血 　　　　　　　　□正常停药(遵医嘱) □其他：＿＿＿＿＿＿＿＿＿＿＿＿＿＿＿＿＿＿							
是否出血或血栓 （□无　□有）	出血相关：□鼻出血　□眼底出血　□牙龈出血　□皮肤瘀斑 　　　　　□血尿　□黑便　□呕血 □其他出血：＿＿＿＿＿＿＿＿＿＿＿＿＿＿＿ 血栓相关：□胸痛　□气促　□头疼　□跛行 □其他血栓：＿＿＿＿＿＿＿＿＿＿＿＿＿＿＿							
饮食方面 (注：请重点记录食物的名称和份量，如1碗菠菜)	每周饮食情况记录单						备注	
	未规律饮食原因：□喜食蔬菜　□喜食荤菜　□胃口不佳 　　　　　　　　□病情限制　□其他：＿＿＿＿＿＿＿＿							
近期使用的西药	□胺碘酮　□地高辛　□他汀类　□利尿剂　□镇静催眠药物 □阿司匹林　□氯吡格雷　□抗生素　□其他：＿＿＿＿＿＿							
近期是否使用中药 （□无　□有）	□丹参　□三七　□西洋参　□人参　□当归　□枸杞子　□红花 □黄芪　□其他：＿＿＿＿＿＿＿＿＿＿＿＿＿＿＿＿＿							
保健品	□辅酶 Q_{10}　□鱼油　□葡萄籽　□其他：＿＿＿＿＿＿＿＿＿							
烟酒情况	吸烟　□无　□有：＿＿＿＿＿＿＿＿＿＿＿＿＿＿＿＿＿＿ 饮酒　□无　□有：＿＿＿＿＿＿＿＿＿＿＿＿＿＿＿＿＿＿							
手术或牙科计划	□无　□有：＿＿＿＿＿＿＿＿＿＿＿＿＿＿＿＿＿＿＿＿＿							
复诊计划	□无　□有：＿＿＿＿＿＿＿＿＿＿＿＿＿＿＿＿＿＿＿＿＿							

药物相关因素变化记录表

年　　月	剂量							测量时间：INR 值
	周一	周二	周三	周四	周五	周六	周日	
抗凝药物名称/规格 ＿＿＿＿＿ ＿＿＿＿＿ ＿＿＿＿＿								
	未按时服药原因：□漏服　□自行停药　□凝血指标偏高　□出血 　　　　　　　□正常停药(遵医嘱) □其他：＿＿＿＿＿＿＿＿＿＿＿＿＿＿＿＿＿							
是否出血或血栓 （□无　□有）	出血相关：□鼻出血　□眼底出血　□牙龈出血　□皮肤瘀斑 　　　　　□血尿　□黑便　□呕血 □其他出血：＿＿＿＿＿＿＿＿＿＿＿＿＿＿＿＿							
	血栓相关：□胸痛　□气促　□头疼　□跛行 □其他血栓：＿＿＿＿＿＿＿＿＿＿＿＿＿＿＿＿							
饮食方面 (注：请重点记录食物的名称和份量，如1碗菠菜)	每周饮食情况记录单						备注	
	未规律饮食原因：□喜食蔬菜　□喜食荤菜　□胃口不佳 　　　　　　　□病情限制　□其他：＿＿＿＿＿＿＿＿＿							
近期使用的西药	□胺碘酮　□地高辛　□他汀类　□利尿剂　□镇静催眠药物 □阿司匹林　□氯吡格雷　□抗生素　□其他：＿＿＿＿＿＿							
近期是否使用中药 （□无　□有）	□丹参　□三七　□西洋参　□人参　□当归　□枸杞子　□红花 □黄芪　□其他：＿＿＿＿＿＿＿＿＿＿＿＿＿＿＿＿							
保健品	□辅酶 Q_{10}　□鱼油　□葡萄籽　□其他：＿＿＿＿＿＿＿							
烟酒情况	吸烟　□无　□有：＿＿＿＿＿＿＿＿＿＿＿＿＿＿＿ 饮酒　□无　□有：＿＿＿＿＿＿＿＿＿＿＿＿＿＿＿							
手术或牙科计划	□无　□有：＿＿＿＿＿＿＿＿＿＿＿＿＿＿＿＿＿＿							
复诊计划	□无　□有：＿＿＿＿＿＿＿＿＿＿＿＿＿＿＿＿＿＿							

药物相关因素变化记录表

年　　月	剂量							测量时间：INR 值
	周一	周二	周三	周四	周五	周六	周日	
抗凝药物名称 / 规格 ＿＿＿＿＿＿ ＿＿＿＿＿＿ ＿＿＿＿＿＿								
	未按时服药原因：□漏服　□自行停药　□凝血指标偏高　□出血 　　　　　　　　□正常停药(遵医嘱) □其他：＿＿＿＿＿＿＿＿＿＿＿＿＿＿＿＿＿＿＿＿＿							
是否出血或血栓 （□无　□有）	出血相关：□鼻出血　□眼底出血　□牙龈出血　□皮肤瘀斑 　　　　　□血尿　□黑便　□呕血 □其他出血：＿＿＿＿＿＿＿＿＿＿＿＿＿＿＿＿＿＿＿							
	血栓相关：□胸痛　□气促　□头疼　□跛行 □其他血栓：＿＿＿＿＿＿＿＿＿＿＿＿＿＿＿＿＿＿＿							
饮食方面 (注：请重点记录食物的名称和份量，如1碗菠菜)	每周饮食情况记录单							备注
	未规律饮食原因：□喜食蔬菜　□喜食荤菜　□胃口不佳 　　　　　　　　□病情限制　□其他：＿＿＿＿＿＿＿＿＿＿							
近期使用的西药	□胺碘酮　□地高辛　□他汀类　□利尿剂　□镇静催眠药物 □阿司匹林　□氯吡格雷　□抗生素　□其他：＿＿＿＿＿＿＿							
近期是否使用中药 （□无　□有）	□丹参　□三七　□西洋参　□人参　□当归　□枸杞子　□红花 □黄芪　□其他：＿＿＿＿＿＿＿＿＿＿＿＿＿＿＿＿＿＿＿							
保健品	□辅酶 Q_{10}　□鱼油　□葡萄籽　□其他：＿＿＿＿＿＿＿＿＿							
烟酒情况	吸烟　□无　□有：＿＿＿＿＿＿＿＿＿＿＿＿＿＿＿＿＿＿ 饮酒　□无　□有：＿＿＿＿＿＿＿＿＿＿＿＿＿＿＿＿＿＿							
手术或牙科计划	□无　□有：＿＿＿＿＿＿＿＿＿＿＿＿＿＿＿＿＿＿＿＿＿＿							
复诊计划	□无　□有：＿＿＿＿＿＿＿＿＿＿＿＿＿＿＿＿＿＿＿＿＿＿							

药物相关因素变化记录表

年　月	剂量							测量时间: INR 值
	周一	周二	周三	周四	周五	周六	周日	
抗凝药物名称／规格 —————— —————— ——————								
	未按时服药原因:□漏服　□自行停药　□凝血指标偏高　□出血 　　　　　　　　□正常停药(遵医嘱) □其他:_____							
是否出血或血栓 （□无　□有）	出血相关:□鼻出血　□眼底出血　□牙龈出血　□皮肤瘀斑 　　　　　□血尿　□黑便　□呕血 □其他出血:_____							
	血栓相关:□胸痛　□气促　□头疼　□跛行 □其他血栓:_____							
饮食方面 (注:请重点记录食物的名称和份量,如1碗菠菜)	每周饮食情况记录单							备注
	未规律饮食原因:□喜食蔬菜　□喜食荤菜　□胃口不佳 　　　　　　　　□病情限制　□其他:_____							
近期使用的西药	□胺碘酮　□地高辛　□他汀类　□利尿剂　□镇静催眠药物 □阿司匹林　□氯吡格雷　□抗生素　□其他:_____							
近期是否使用中药 （□无　□有）	□丹参　□三七　□西洋参　□人参　□当归　□枸杞子　□红花 □黄芪　□其他:_____							
保健品	□辅酶 Q_{10}　□鱼油　□葡萄籽　□其他:_____							
烟酒情况	吸烟　□无　□有:_____ 饮酒　□无　□有:_____							
手术或牙科计划	□无　□有:_____							
复诊计划	□无　□有:_____							

药物相关因素变化记录表

年　　月	剂量							测量时间： INR 值
	周一	周二	周三	周四	周五	周六	周日	
抗凝药物名称 / 规格 _____ _____ _____								
	未按时服药原因：□漏服　□自行停药　□凝血指标偏高　□出血 　　　　　　　　□正常停药(遵医嘱) □其他：_____							
是否出血或血栓 （□无　□有）	出血相关：□鼻出血　□眼底出血　□牙龈出血　□皮肤瘀斑 　　　　　□血尿　□黑便　□呕血 □其他出血：_____							
	血栓相关：□胸痛　□气促　□头疼　□跛行 □其他血栓：_____							
饮食方面 (注：请重点记录食 物的名称和份量,如 1 碗菠菜)	每周饮食情况记录单						备注	
	未规律饮食原因：□喜食蔬菜　□喜食荤菜　□胃口不佳 　　　　　　　　□病情限制　□其他：_____							
近期使用的西药	□胺碘酮　□地高辛　□他汀类　□利尿剂　□镇静催眠药物 □阿司匹林　□氯吡格雷　□抗生素　□其他：_____							
近期是否使用中药 （□无　□有）	□丹参　□三七　□西洋参　□人参　□当归　□枸杞子　□红花 □黄芪　□其他：_____							
保健品	□辅酶 Q_{10}　□鱼油　□葡萄籽　□其他：_____							
烟酒情况	吸烟　□无　□有：_____ 饮酒　□无　□有：_____							
手术或牙科计划	□无　□有：_____							
复诊计划	□无　□有：_____							

药物相关因素变化记录表

年　月	剂量							测量时间： INR 值
	周一	周二	周三	周四	周五	周六	周日	
抗凝药物名称／规格 ——————— ——————— ———————								
	未按时服药原因：□漏服　□自行停药　□凝血指标偏高　□出血 　　　　　　　□正常停药（遵医嘱） □其他：—————————————————————							
是否出血或血栓 （□无　□有）	出血相关：□鼻出血　□眼底出血　□牙龈出血　□皮肤瘀斑 　　　　□血尿　□黑便　□呕血 □其他出血：————————————————————							
	血栓相关：□胸痛　□气促　□头疼　□跛行 □其他血栓：————————————————————							
饮食方面 （注：请重点记录食物的名称和份量，如1碗菠菜）	每周饮食情况记录单						备注	
	未规律饮食原因：□喜食蔬菜　□喜食荤菜　□胃口不佳 　　　　　　　□病情限制　□其他：————————————							
近期使用的西药	□胺碘酮　□地高辛　□他汀类　□利尿剂　□镇静催眠药物 □阿司匹林　□氯吡格雷　□抗生素　□其他：————————							
近期是否使用中药 （□无　□有）	□丹参　□三七　□西洋参　□人参　□当归　□枸杞子　□红花 □黄芪　□其他：———————————————————							
保健品	□辅酶 Q_{10}　□鱼油　□葡萄籽　□其他：————————							
烟酒情况	吸烟　□无　□有：————————————————— 饮酒　□无　□有：—————————————————							
手术或牙科计划	□无　□有：————————————————————							
复诊计划	□无　□有：————————————————————							

药物相关因素变化记录表

年　　月	剂量							测量时间:
	周一	周二	周三	周四	周五	周六	周日	INR 值
抗凝药物名称 / 规格 ———————— ———————— ————————								
	未按时服药原因:□漏服　□自行停药　□凝血指标偏高　□出血 　　　　　　　　□正常停药(遵医嘱) □其他:_____							
是否出血或血栓 (□无　□有)	出血相关:□鼻出血　□眼底出血　□牙龈出血　□皮肤瘀斑 　　　　　□血尿　□黑便　□呕血 □其他出血:_____							
	血栓相关:□胸痛　□气促　□头疼　□跛行 □其他血栓:_____							
饮食方面 (注:请重点记录食物的名称和份量,如1碗菠菜)	每周饮食情况记录单						备注	
	未规律饮食原因:□喜食蔬菜　□喜食荤菜　□胃口不佳 　　　　　　　　□病情限制　□其他:_____							
近期使用的西药	□胺碘酮　□地高辛　□他汀类　□利尿剂　□镇静催眠药物 □阿司匹林　□氯吡格雷　□抗生素　□其他:_____							
近期是否使用中药 (□无　□有)	□丹参　□三七　□西洋参　□人参　□当归　□枸杞子　□红花 □黄芪　□其他:_____							
保健品	□辅酶 Q_{10}　□鱼油　□葡萄籽　□其他:_____							
烟酒情况	吸烟　□无　□有:_____ 饮酒　□无　□有:_____							
手术或牙科计划	□无　□有:_____							
复诊计划	□无　□有:_____							

52

药物相关因素变化记录表

年　　月	剂量							测量时间：INR 值
	周一	周二	周三	周四	周五	周六	周日	
抗凝药物名称／规格 _____ _____ _____								
	未按时服药原因：□漏服　□自行停药　□凝血指标偏高　□出血 　　　　　　　□正常停药(遵医嘱) □其他：_____							
是否出血或血栓 （□无　□有）	出血相关：□鼻出血　□眼底出血　□牙龈出血　□皮肤瘀斑 　　　　□血尿　□黑便　□呕血 □其他出血：_____							
	血栓相关：□胸痛　□气促　□头疼　□跛行 □其他血栓：_____							
饮食方面 (注：请重点记录食物的名称和份量，如1碗菠菜)	每周饮食情况记录单						备注	
	未规律饮食原因：□喜食蔬菜　□喜食荤菜　□胃口不佳 　　　　　　　□病情限制　□其他：_____							
近期使用的西药	□胺碘酮　□地高辛　□他汀类　□利尿剂　□镇静催眠药物 □阿司匹林　□氯吡格雷　□抗生素　□其他：_____							
近期是否使用中药 （□无　□有）	□丹参　□三七　□西洋参　□人参　□当归　□枸杞子　□红花 □黄芪　□其他：_____							
保健品	□辅酶 Q_{10}　□鱼油　□葡萄籽　□其他：_____							
烟酒情况	吸烟　□无　□有：_____							
	饮酒　□无　□有：_____							
手术或牙科计划	□无　□有：_____							
复诊计划	□无　□有：_____							

药物相关因素变化记录表

年　月	剂量							测量时间：INR 值
	周一	周二	周三	周四	周五	周六	周日	
抗凝药物名称 / 规格 ＿＿＿＿＿＿ ＿＿＿＿＿＿ ＿＿＿＿＿＿								
	未按时服药原因：□漏服　□自行停药　□凝血指标偏高　□出血 　　　　　　　□正常停药(遵医嘱) □其他：＿＿＿＿＿＿＿＿＿＿＿＿＿＿＿＿＿＿＿＿							
是否出血或血栓 （□无　□有）	出血相关：□鼻出血　□眼底出血　□牙龈出血　□皮肤瘀斑 　　　　　□血尿　□黑便　□呕血 □其他出血：＿＿＿＿＿＿＿＿＿＿＿＿＿＿＿＿＿＿							
	血栓相关：□胸痛　□气促　□头疼　□跛行 □其他血栓：＿＿＿＿＿＿＿＿＿＿＿＿＿＿＿＿＿＿							
饮食方面 (注：请重点记录食物的名称和份量，如1碗菠菜)	每周饮食情况记录单						备注	
	未规律饮食原因：□喜食蔬菜　□喜食荤菜　□胃口不佳 　　　　　　　□病情限制　□其他：＿＿＿＿＿＿＿＿							
近期使用的西药	□胺碘酮　□地高辛　□他汀类　□利尿剂　□镇静催眠药物 □阿司匹林　□氯吡格雷　□抗生素　□其他：＿＿＿＿＿							
近期是否使用中药 （□无　□有）	□丹参　□三七　□西洋参　□人参　□当归　□枸杞子　□红花 □黄芪　□其他：＿＿＿＿＿＿＿＿＿＿＿＿＿＿＿＿							
保健品	□辅酶 Q_{10}　□鱼油　□葡萄籽　□其他：＿＿＿＿＿＿							
烟酒情况	吸烟　□无　□有：＿＿＿＿＿＿＿＿＿＿＿＿＿＿＿ 饮酒　□无　□有：＿＿＿＿＿＿＿＿＿＿＿＿＿＿＿							
手术或牙科计划	□无　□有：＿＿＿＿＿＿＿＿＿＿＿＿＿＿＿＿＿＿＿							
复诊计划	□无　□有：＿＿＿＿＿＿＿＿＿＿＿＿＿＿＿＿＿＿＿							

药物相关因素变化记录表

年　月	剂量							测量时间： INR 值
	周一	周二	周三	周四	周五	周六	周日	
抗凝药物名称／规格 ＿＿＿＿＿＿＿ ＿＿＿＿＿＿＿ ＿＿＿＿＿＿＿								
	未按时服药原因：□漏服　□自行停药　□凝血指标偏高　□出血 　　　　　　　□正常停药(遵医嘱) □其他：＿＿＿＿＿＿＿＿＿＿＿＿＿＿＿＿＿＿＿＿＿＿							

是否出血或血栓 （□无　□有）	出血相关：□鼻出血　□眼底出血　□牙龈出血　□皮肤瘀斑 　　　　　□血尿　□黑便　□呕血 □其他出血：＿＿＿＿＿＿＿＿＿＿＿＿＿＿＿＿＿＿＿＿
	血栓相关：□胸痛　□气促　□头疼　□跛行 □其他血栓：＿＿＿＿＿＿＿＿＿＿＿＿＿＿＿＿＿＿＿＿

饮食方面 (注：请重点记录食物的名称和份量，如1碗菠菜)	每周饮食情况记录单	备注
	未规律饮食原因：□喜食蔬菜　□喜食荤菜　□胃口不佳 　　　　　　　□病情限制　□其他：＿＿＿＿＿＿＿＿＿＿	

近期使用的西药	□胺碘酮　□地高辛　□他汀类　□利尿剂　□镇静催眠药物 □阿司匹林　□氯吡格雷　□抗生素　□其他：＿＿＿＿＿＿
近期是否使用中药 （□无　□有）	□丹参　□三七　□西洋参　□人参　□当归　□枸杞子　□红花 □黄芪　□其他：＿＿＿＿＿＿＿＿＿＿＿＿＿＿＿＿＿＿
保健品	□辅酶 Q_{10}　□鱼油　□葡萄籽　□其他：＿＿＿＿＿＿＿＿
烟酒情况	吸烟　□无　□有：＿＿＿＿＿＿＿＿＿＿＿＿＿＿＿＿＿＿ 饮酒　□无　□有：＿＿＿＿＿＿＿＿＿＿＿＿＿＿＿＿＿＿
手术或牙科计划	□无　□有：＿＿＿＿＿＿＿＿＿＿＿＿＿＿＿＿＿＿＿＿＿
复诊计划	□无　□有：＿＿＿＿＿＿＿＿＿＿＿＿＿＿＿＿＿＿＿＿＿

药物相关因素变化记录表

年　　月	剂量							测量时间：
	周一	周二	周三	周四	周五	周六	周日	INR 值
抗凝药物名称 / 规格 —————— —————— ——————								
	未按时服药原因:□漏服　□自行停药　□凝血指标偏高　□出血 　　　　　　　　□正常停药(遵医嘱) □其他:							
是否出血或血栓 (□无　□有)	出血相关:□鼻出血　□眼底出血　□牙龈出血　□皮肤瘀斑 　　　　　□血尿　□黑便　□呕血 □其他出血:_____							
	血栓相关:□胸痛　□气促　□头疼　□跛行 □其他血栓:_____							
饮食方面 (注:请重点记录食 物的名称和份量,如 1 碗菠菜)	每周饮食情况记录单						备注	
	未规律饮食原因:□喜食蔬菜　□喜食荤菜　□胃口不佳 　　　　　　　　□病情限制　□其他:_____							
近期使用的西药	□胺碘酮　□地高辛　□他汀类　□利尿剂　□镇静催眠药物 □阿司匹林　□氯吡格雷　□抗生素　□其他:_____							
近期是否使用中药 (□无　□有)	□丹参　□三七　□西洋参　□人参　□当归　□枸杞子　□红花 □黄芪　□其他:_____							
保健品	□辅酶 Q_{10}　□鱼油　□葡萄籽　□其他:_____							
烟酒情况	吸烟　□无　□有:_____ 饮酒　□无　□有:_____							
手术或牙科计划	□无　□有:_____							
复诊计划	□无　□有:_____							

药物相关因素变化记录表

年　　月	剂量							测量时间： INR 值
	周一	周二	周三	周四	周五	周六	周日	
抗凝药物名称／规格 ————————— ————————— —————————								
	未按时服药原因：□漏服　□自行停药　□凝血指标偏高　□出血 　　　　　　　　□正常停药(遵医嘱) □其他：_____							
是否出血或血栓 （□无　□有）	出血相关：□鼻出血　□眼底出血　□牙龈出血　□皮肤瘀斑 　　　　　□血尿　□黑便　□呕血 □其他出血：_____							
	血栓相关：□胸痛　□气促　□头疼　□跛行 □其他血栓：_____							
饮食方面 (注：请重点记录食物的名称和份量，如1碗菠菜)	每周饮食情况记录单						备注	
	未规律饮食原因：□喜食蔬菜　□喜食荤菜　□胃口不佳 　　　　　　　　□病情限制　□其他：_____							
近期使用的西药	□胺碘酮　□地高辛　□他汀类　□利尿剂　□镇静催眠药物 □阿司匹林　□氯吡格雷　□抗生素　□其他：_____							
近期是否使用中药 （□无　□有）	□丹参　□三七　□西洋参　□人参　□当归　□枸杞子　□红花 □黄芪　□其他：_____							
保健品	□辅酶 Q_{10}　□鱼油　□葡萄籽　□其他：_____							
烟酒情况	吸烟　□无　□有：_____ 饮酒　□无　□有：_____							
手术或牙科计划	□无　□有：_____							
复诊计划	□无　□有：_____							

贴处方处：

贴处方处: